DES

DIATHÈSES

DES

DIATHÈSES

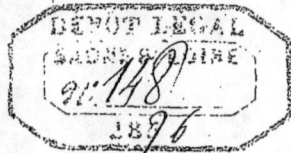
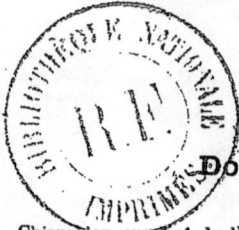

PAR LE

Docteur A. LEFLAIVE

Chirurgien-en-chef de l'Hôpital de Beaune, ancien Interne des Hôpitaux de Paris, Membre de la Société médicale d'observations et de la Société anatomique.

CHALON-SUR-SAONE

IMPRIMERIE ET LITHOGRAPHIE DE J. DEJUSSIEU
Rue des Tonneliers, 5

——

1876

A Monsieur Amédée Guillemin,

MON CHER AMI,

Tu me trouveras sans doute bien présomptueux d'oser aborder un sujet traité par tant d'éminents médecins. Mon excuse est toute dans mes bonnes intentions. Ce sujet si vaste, qui embrasse l'organisme entier pour les uns dans ses tendances morbides permanentes, pour les autres dans ses affections générales chroniques héréditaires les plus graves, qui se mêle aux théories les plus abstraites de la philosophie, et d'un autre côté s'impose à tout ce qu'il y a de plus pratique dans la vie, ce sujet si vaste, dis-je, a pour effet d'entretenir des discussions sans fin entre vitalistes et organicistes. Je voudrais, m'appuyant sur l'opinion de nos maîtres en médecine et en philosophie, sur les textes qu'ils nous ont laissés, établir ce qu'était pour eux ce que nous avons appelé mal à propos Diathèse, ce qu'on doit entendre par affection diathésique et faire disparaître ainsi une des causes d'une division stérile. C'est trop d'ambition de ma part, je le sens, mais enfin je fais œuvre de conciliation, et c'est en sa faveur que je réclame l'indulgence. La tienne m'est acquise ; aussi je n'hésite pas à t'adresser ces quelques pages comme souvenir de notre vieille amitié, assuré que tu leur feras un bienveillant accueil.

Tout à toi,

A. LEFLAIVE.

Beaune, le 29 Juillet 1876.

DIATHÈSES

Le mot Diathèse éveille tout d'abord en nous l'idée vague d'un état général morbide chronique et transmissible par hérédité. Mais, lorsqu'on veut se rendre un compte exact de cette expression, lorsqu'on cherche à en préciser le sens, on se trouve dans le plus grand embarras. Beaucoup d'auteurs l'ont employée pour indiquer une prédisposition à une affection constitutionnelle héréditaire; d'autres, pour désigner cette affection elle-même; quelques autres encore, la cachexie dont elle est la cause, ou bien un état infectieux, un empoisonnement par un virus, par un poison organique ou même inorganique. enfin un état général morbide quelconque.

Une constitution propre, spéciale, une disposition générale, une condition particulière de l'économie, voilà ce qui constituerait la diathèse proprement dite, qui aurait pour manifestations, variables selon son espèce, des maladies souvent bien différentes d'aspect et de siége, mais en rapport constant avec la diathèse, point d'origine. Mais cette diathèse (ou plutôt ces diathèses), qui n'offre, en dehors des maladies diathésiques, aucun signe appréciable, quelques médecins la regardent comme une pure abstraction, et admettent seulement des maladies diathé-

siques, maladies chroniques, permanentes, généralisées.
Encore cette permanence n'est-elle pas toujours nécessaire
pour déterminer la qualité diathésique, puisque quelques
auteurs reconnaissent des diathèses aiguës, transitoires.
Avec des opinions si diverses, le nombre des diathèses
ou des affections diathésiques devait singulièrement varier,
et c'est ce qui est arrivé. Ce qu'il y a de remarquable,
c'est que chacune de ces opinions s'appuie sur la signification du mot διάθεσις. C'est en effet la mauvaise interpré-
tation de ce mot qui est en grande partie cause de la
confusion qui règne dans l'étude des diathèses; c'est elle
qui a fait mentir l'histoire en mettant en opposition
Aristote et Galien. Je reviendrai longuement sur ce mot,
qui a acquis tant d'importance. Auparavant je vais rechercher ce que l'on doit entendre par affection diathésique.

Il n'est pas loisible, il n'est pas possible au médecin
de faire accepter, au moins d'une manière durable, tel
ou tel groupe de maladies qu'il aura réunies à son point
de vue particulier. Il faut qu'il puisse justifier le rapprochement de ces affections, soit par l'analogie d'origine,
soit par l'intérêt sérieux qui s'attache à ce rapprochement.
Nous verrons que le groupe des affections diathésiques
est parfaitement justifié sous ce double rapport; nous
parlerons plus loin de leur origine, mais nous pouvons
faire remarquer tout de suite que ce qui a appelé sur
elles l'attention générale et les a fait réunir, c'est le
préjudice grave que, n'étant pas propres à l'individu, mais

se fixant sur les générations qui se succèdent, elles portent plus que toutes autres à la famille, à la société.

On dit en effet vulgairement, en parlant de ces affections qui se transmettent de génération en génération plus ou moins régulièrement, c'est une maladie qui tient au sang, c'est une maladie de famille. Souvent même, l'expérience ayant appris à distinguer la manifestation, la maladie proprement dite, de l'état qu'elle révèle, ou de la prédisposition dont elle est la conséquence médiate ou immédiate, on sait reconnaître que des lésions diverses peuvent avoir une origine commune, qu'un même vice du sang (c'est l'expression usitée) peut les engendrer. Et ces affections peu nombreuses forment un groupe bien connu: leurs noms sont familiers au public : Rhumatisme, goutte, scrofule, syphilis, dartre, cancer, épilepsie et folie. La plupart des auteurs ont adopté ce groupe, en retranchant quelques-unes des affections ci-dessus dénommées, ou bien y faisant entrer quelques autres, et les ont désignées par les mots : Affections constitutionnelles, héréditaires, diathésiques.

Les anciens ne pouvaient manquer d'avoir leur groupe d'affections héréditaires, constitutionnelles. Aussi lit-on au *Livre II des Prédictions* :

Περὶ δὲ ὑδρόπων τὲ καὶ φθισίων, καὶ τῶν ποδαγρῶν, τῶν τὲ λαμβανόμενων ὑπὸ τῆς ἱερῆς νόσου καλεομένης, τάδε λέγω. Χατὰ μέντι πέρι παντων, τὸ αυτο. Τὸν γάρ ξυγγονέα, τουτέων τῶν νουσημάτων ἔςιν εἰδέναι δυσαπάλλακτον ἐόντα.

Et au Ch. III de la maladie sacrée :

Άπερχεται δὲ ὥσπερ καὶ τα ἄλλα νοσήματα κατά γένος. Εἰ γάρ εκ του φγελματώδεος, φλεγματώδης, καὶ ἐκ χολώδεος, χολώδης γίνεται, καὶ εκ φθινώδεος, φθινώδης, καὶ ἐκ σπληνώδεος, σπληνώδης, τί κωλύει ὅτου πατὴρ καὶ μήτηρ εἴχετο τουτῷ τῷ νοσήματι, τουτῳ καὶ τῶν ἐγγόνων ἔχεασθαι τινά; ὡς ὀγόνος ἔρχεται παντοθεν τοῦ σώματος, ἀπὸ τὲ τῶν ὑγιηρῶν, ὑγιηρος, ἀπό τε τῶν νοσερῶν νοσερός.....

Ainsi pour eux l'hydropisie, la phthisie, la goutte, l'épilepsie peuvent être héréditaires, et alors très difficiles à guérir. Elles forment un groupe dont les caractères sont la permanence et l'hérédité. Elles se transmettent comme tout autre état constitutionnel.

Mais le mot qui exprime cet état est-il διάθεσις?... Non, mais εξις, employé par les philosophes comme par les médecins, ainsi que le prouve cette phrase de Platon :

Κακὸσ μὲν γάρ ἑκὼν οὐδείσ, διὰ δὲ πονηρὰν ἕξιν τινὰ τοῦ σώματοσ καὶ ἀπαίδευτον τροφὴν ὁ κακοσ γίγνεται κακος, παντὶ δὲ ταῦτα εχθρά καὶ ἄκοντι προσγιγνεται. (PLATON, τιμαῖος.)

Dans le même dialogue, Platon emploie le mot διαθεσιν dans le sens d'ordre. Κριτιας — Σκόπει δὴ τὴν τῶν ξενίων σοιδιαθεσιν, ὦ Σώκρατες, ἢ διέθεμεν. Le mot διαθεσις signifie en effet disposition, ordre, arrangement; mais il signifie aussi, de même qu'εξις, manière d'être, avec une différence importante toutefois, et qu'Aristote fait très clairement ressortir :

... Διαφέρει δὲ ἕξις διαθέσεως τῷ πολὺ χρονιώτερον εἶναι καὶ μονιμώτερον... Διαθέσεις δὲ λέγονται ἅ ἐστιν εὐκίνητα καὶ ταχὺ μεταβάλλοντα, οἷον θερμότης καὶ κατάψυξις καὶ νόσος καὶ ὑγίεια, καὶ ὅσα ἄλλα τοιαῦτα. Διάκειται μὲν γάρ πως κατὰ ταύτας ὁ ἄνθρωπος, ταχὺ δὲ μεταβάλλει, ἐκ θερμοῦ ψυχρος γενόμενος, καὶ ἐκ τοῦ ὑγιαίνειν εἰς τὸ νοσεῖν. Ὡσαύτως δὲ καὶ ἐπὶ τῶν ἄλλων, εἰ μὴ τις καὶ αὐτῶν τούτων τυγχάνοι διὰ χρόνου πλῆθος ἤδη πεφυσιωμένη καὶ ἀνίατος ἤ πάνυ δυσκίνητος οὖσα, ἥν ἄν τις ἴσως εξιν ἤδη προσαγορεύοι. Φανερὸν δὲ ὅτι ταῦτα βούλονται ἕξεις λέγειν, ἅ ἐστι πολυχρονιώτερα καὶ δυσκινητότερα.... ὥστε διαφέρει ἕξις διαθέσεως τῷ τὴν μὲν εὐκίνητον εἶναι, τὴν δὲ πολυχρονιώτερόν τε καὶ δυσκινητότερον.....

« .... Εξις diffère de διαθεσις en ce qu'elle est beaucoup plus durable et plus stable... On appelle διαθεσις ce qui est facile à mouvoir et change promptement, tel que le chaud et le froid, la maladie et la santé, et toutes autres choses telles. Car l'homme qui est disposé selon ces choses change promptement, *de chaud devient froid, de bien portant, malade;* et de même des autres choses, à moins que l'une d'elles ne se trouve *déjà changée en nature par la longueur du temps, et étant incurable ou très difficile à mouvoir; on l'appellerait alors* ἑξις. Il est évident qu'ἑξις doit se dire de ce qui est plus durable et plus difficile à mouvoir..... De sorte qu'εξις diffère de διαθεσις en ce que d'un côté διαθεσις est plus mobile, et d'un autre côté ἑξις est plus durable et plus difficile à mouvoir, etc .. (Κατηγοριαι περὶ τῆς ποιότητος ARISTOTE.)

Voyons maintenant quel sens Galien attache à ces deux expressions.

Το τῆς ἕξεως ονομα κατα παντος ἐπιφέρειν ἐθισμεθα τουμονιμου τε καὶ δυσλυτου, και ουδεν μᾶλλον επαινουντες, ἤ ψεγοντες. Αλλ᾽ οταν ευεξιαν ἤ καχεξιαν ειπωμεν, ἤδη τηνικαῦτα διορισομεν, οποιαν τινά την εξιν ειναι φαμεν. Αγαθη μεν ουν απλῶς εξις εν αριστῃ κατασκευῃ γινεται σωματος, ουχ απλῶς δε και καθ᾽εκαστην φυσιν σωματος. Η μεντοι καχεξια περι πᾶσαν δυνισταται κατασκευην σωματος, ειθ απλως, ειτ᾽εν τῳ προς τι λεγοιτο (GALIEN περί τῆς ευεξιας).

« *Nous avons l'habitude de donner le nom d'*εξις *à tout ce* *qui est stable et difficile à résoudre*, sans y attacher aucune idée *de bien ou de mal ;* mais lorsque nous disons εὐεξιαν ou καχεξιαν, nous déterminons alors quelle est l'εξις dont nous parlons. Donc une bonne εξις se trouve simplement dans la meilleure constitution du corps, et non simplement selon chaque disposition naturelle du corps. Καχεξια s'applique à toute constitution du corps, soit simplement, soit en vue d'un point particulier, etc.

Τίνα μὲν εστι και ποσα τα συμπαντα νοσηματα κατ έιδη τε και γενη διαιρουμενοις, απλᾶ τε και σύνθεντα, ὁπόσαι τε καθ'έκαστον αὐτῶν αἰτιαι τῆς γενεσεως, ἐν ἑτεροις ὑπο μνημασι γεγραπται. Λοιπον δ'ἀν εἴη περι τῶν συμπτωματων διελθεῖν ἱν ἠ τελειος ὁ περι πασῶν των παρα φυσιν διαθεσεων λογος. Ἅπασα γαρ οὖν διαθεσις σωματος ἐξισταμενη του κατα φυσιν ἠτοι νοσημα εστιν, ἠ αιτια νοσηματος ἠ συμπτωμα νοσηματος. Ὅπηρ ἐνιοι τῶν ιατρων επιγεννημα καλοῦσιν. Αλλα τα τοῦτο μεν οὐ πανυ τι συνηθες εστι τοις Ελλησι τοὔνομα, συμπτωμα δε και παθημα και παθος ονομαζουσι συνηθως ἅπαντα τα τοιαῦτα. Σημαινεται μην ου παντη ταυτον εκ των ονοματων, αλλ'ως εγω νυν διαιρησω περι παντων εξῆς των παρακειμενων αλληλοις κατα τονδε τον τροπον ἐπεξιων. Η μεν δη νοσος εἴρηται, κατασκευη τις οὖσα παρα φυσιν, ὑφ'ης ενεργεια βλαπτεται πρωτως. Δῆλον δε ως εἰ και διαθεσιν τινα ειποιμεν παρα φυσιν, ὑφ'ης ενεργεια βλαπτεται, ταυτον ερούμεν. Ἑκαστον γαρ των ὀντων διακειται πως, ειθ'υγιεινον, αν τε νοσῶδες, αν τε μηδετερον ὑπαρχη. Παρα δε το διακεῖσθαι πως το της διαθεσεως ονομα γεγονεν, εις ταυτην ἡγμενον τηνχρῆσιν ουχ υπο των φιλοσοφων μονῶν των παλαιῶν, αλλα και των ἀλλων Ελληνων. Η μεν οὖν διαθεσις κοινον ἅπαντων υγιαινοντων και νοσουντων και οὐδετερως εχοντων. Και γαρ και μελους και ἁρμονιας, και λογου και λεξεως διαθεσίς εἴρηται παρα τοῖς Ελλησιν. Η νοσος δε το ἐναντιον τῇ υγειᾳ. Διαφερει δ'ἁμφοιν το παθος τε και παθημα προσαγορευομενον, ωσπερ δη και Πλατων αυτος διοριζομενος ελεγε πᾶν γαρ ὅ τι περ ἀν πασχη τις παθος προσρητεον. Οθεν, οἰμαι, και τας των αισθησεων αλλοιωσεις παθηματα προσαγορευει, κατα μεν την οψιν τας απο λευκοῦ και μελανος και ξανθοῦ και των αλλων χρωματων, κατα δε την ἁφην τας απο θερμοῦ και ψυχρού και ξηρού και υγρού και σκληρού και μαλακού καιτων τοιουτων απαντων. Ούτω δε και καθ'εκαστην των αλλων αισθησεων. Ονομαζει δε τκαι την ηδονην παθημα, και ολως άπασαν κινησιν ηντιναούν την υφ'ετερου γινομεγην εν ετερῳ. Ἡμεν γαρ πού ποιούντος κινησις ενεργεια, παθημα δε και παθος ή τού διατιθεμενου πως ύπ'αυτού. Και γαρ καθολου το διατιτεσθαι πως ταυτον τῳ πασχειν εστι. Και διηνεγκε της διαθεσεως το παθημα κινησει. Παυσαμενου γαρ του αλλοιουντος, ή περι το παθον αλλοιωσις υπομενουσα, διαθεσις εστι του παθοντος. Ὥστε εν αυτῳ μεν τῳ τρεπεσθαι και μεταβαλλεσθαι και αλλοιουσθαι και κινεισθαι το παθος εχει την γενεσιν, εν δε τω μενοντι και σωζομενῳ περι το υποκειμενον σῶμα την διαθεσιν. Ἠδη δε μενουσαν διαθεσιν οι Ελληνες ονομαζουσι παθοσ, ὥσπερ και το πεποιηκος, ουκέτι δε το ποιοῦν, αἴτιον. Καί τοι γε ουδε τούτο άπλως αἰτίον ούθ'ή μενουσα διαθεσις άπλῶς εστι παθος, άλλα και αύτη κατα γε τον ακριβῆ λογον γεγονος μεν παθος ἐστιν, ὄν δε ούκετι. (GALIEN περι των συμπτοματων διαφορας βιβλιον).

« Nous avons dit dans d'autres écrits, divisés selon les espèces et les genres, quelles et combien nombreuses sont toutes les maladies simples et composées, et pour chacune d'elles combien de causes peuvent les engendrer. Il nous resterait à discourir sur les symptômes pour que le traité sur toutes les diathèses contre nature fût achevé. Car au moins toute diathèse du corps, s'écartant de ce qui est selon la nature, est ou maladie, ou cause de maladie, ou symptôme de maladie; ce que quelques médecins appellent ἐπιγεννέμα. Mais ce nom n'est point familier aux Grecs; ils nomment ordinairement toutes ces choses συμπτώμα, et παθημα et παθος. Or ces noms n'ont pas tout à fait la même signification, comme je l'expliquerai à la suite en traitant de cette manière de toutes ces choses qui tiennent les unes aux autres. La maladie a été dite une constitution contre nature, sous l'influence de laquelle l'action (ἐνεργεῖα) est empêchée en premier lieu. Il est évident que si nous disions aussi une diathèse contre nature, sous l'influence de laquelle l'action est empêchée, nous dirions la même chose. Car tout ce qui existe est disposé de quelque manière (διάκειται πως), qu'il soit sain, malade, ou ni l'un ni l'autre. C'est pour exprimer cette condition (être disposé de quelque manière, διακεῖσθαι πως) que le mot διάθεσις a été créé, et a été employé à cet usage, non-seulement par les philosophes anciens, mais aussi par les autres Grecs. Donc, διάθεσις est commun à tout ce qui est sain, malade, ou ni l'un ni l'autre. En effet, chez les Grecs on dit qu'il y a διάθεσις du chant, de la musique, du langage, du style. La maladie est ce qui est opposé à la santé. Ce qu'on nomme πάθος et πάθημα diffère des deux, comme le prouve la définition de Platon, qui dit que tout ce que l'on ressent (πάσχη) doit être appelé πάθος. De là vient, je pense, qu'il appelle παθήματα les divers modes de sensation produits pour la vue par le bleu, le noir, le jaune et les autres couleurs; pour le toucher, par le chaud, le froid, le sec, l'humide, le dur, le mou, etc., et ainsi pour chacune des sensations. Il nomme πάθημα le plaisir, et en résumé tout mouvement, κίνησιν, quel qu'il soit, naissant dans un autre par un autre. Le mouvement de celui qui agit est l'action; le mouvement de celui qui est disposé en quelque manière par lui est πάθημα et πάθος. Car en général être disposé en quelque manière διακεῖσθαι πως est la même chose que ressentir, πάσχειν. Et πάθημα diffère de διάθεσις par le mouvement κίνησει. Car le modificateur cessant d'agir, la modification de celui qui ressent demeurant, est la diathèse de celui-ci. De sorte que παθος a son essence dans le changement, la transformation, la modification, le mouvement, et διαθεσις dans ce qui reste μενοντι: dans ce qui est conservé, σωξομενω, eu égard au corps qui en est le sujet. Enfin, les Grecs nomment παθος la diathèse restant, διαθεσις μενουσαν, de même qu'ils nomment cause ce qui a agi et ce qui n'agit plus. Cependant ceci n'est pas absolument cause, et la diathèse restant n'est pas absolument παθος; mais, rigoureusement parlant, la diathèse est παθος ayant eu lieu et non pas ayant lieu. »

Comme il est facile de le voir, les mots μενει, μενοντι, μενουσα, υπομενουσα sont opposés au mot κινησις et n'indiquent aucune durée plus ou moins grande, encore moins la permanence. Les diverses applications du mot διαθεσις par les auteurs que j'ai cités, le prouvent bien d'ailleurs. Santé ou maladie, la diathèse consiste pour Galien : « Εν τω διαμενειν επι τινα χρονον. » Si l'on a attaché une idée de permanence au mot διαθεσις, l'erreur vient sans doute de ce que μενουσα a été traduit en latin par le mot *permanens*, et ce dernier a été rendu bien à tort en français par le mot permanent. C'est sans doute par suite de cette erreur que le mot διαθεσις a été appliqué, pour en exprimer l'essence ou la qualité, à ces affections constitutionnelles héréditaires dont j'ai parlé plus haut. Jamais les Grecs n'ont employé ce mot pour cet usage, mais bien, comme je l'ai fait voir, le mot εξις, qui ne donne pas non plus l'idée de permanence, mais du moins celle de longue durée, de résistance, χρονιωτερον, δυσλυτον, δυσαπαλλακτον,

Continuons néanmoins à employer le mot diathèse quand il s'agit d'affections constitutionnelles, puisqu'il est consacré par l'usage, mais faisons abstraction de son ancienne signification ; considérons-le comme un mot nouveau, et ne lui attribuons d'autre sens que celui que pourra lui donner la nature des maladies auxquelles il se trouve attaché.

Nous avons dit au commencement de ce travail comment a été formé le groupe des affections diathésiques. Nous avons dit que le préjudice durable causé à la société par certaines affections avait, dès les temps anciens, attiré l'attention publique et présidé à la formation de ce groupe ; nous sommes amené à examiner ce qu'il y a de commun aux affections qui le forment, sur quoi repose la qualification commune qu'elles reçoivent, ou autrement ce qu'on doit entendre aujourd'hui par diathèse.

QU'EST-CE QU'UNE DIATHÈSE?

OPINIONS DES DIFFÉRENTS AUTEURS.

Je ne puis analyser, critiquer les nombreuses définitions que l'on a données de la diathèse. Je me bornerai à dire que, tandis que les unes affirment qu'une diathèse est un état morbide, d'autres, en admettant qu'elle n'est qu'une prédisposition à une affection morbide, la présentent comme un état hygide ; d'autres , enfin , par les termes indécis qu'elles renferment , mettent en évidence l'indécision de leurs auteurs. Je ne m'arrêterai point à ces dernières.

Une diathèse est un état morbide. — Qu'on appelle une diathèse constitution morbide, tempérament morbide, ou bien affection morbide constitutionnelle , chacune de ces dénominations indique que le sujet est un malade. Mais pourquoi , si l'affection dont il est atteint a pour caractère d'être chronique , ne pas l'appeler affection chronique ; si elle tient plus que les autres affections chroniques à une modification profonde et stable de l'organisme, pourquoi ne pas l'appeler affection constitutionnelle , pourquoi l'appeler diathèse ou affection diathésique ? C'est qu'elle a encore un caractère particulier dérivant de sa stabilité , celui de se transmettre dans la famille , d'y rester *indéfiniment* attachée , soit qu'elle frappe successivement chaque génération , soit que , semblant épargner une ou deux générations , elle frappe les suivantes. Mais pourquoi ne pas se contenter alors du mot affection héréditaire ? L'hérédité est en effet la qualité spéciale, distinctive, de ce genre d'affections, sans en être l'essence. *Pour les anciens* , comme je l'ai fait voir plus haut , comme pour la plupart des modernes, ces affections se transmettent en réalité , en nature pour ainsi dire, tantôt tout à fait latentes, tantôt se dévoilant à telle ou telle époque de la vie par une série de signes morbides qui attestent leur identité.

Une diathèse est une prédisposition à une affection

morbide. — Il est bien difficile de comprendre, d'une part, comment une affection morbide grave, générale, par nature, qui s'attache ainsi à une famille, ne détruit pas cette famille dans un temps relativement court; d'autre part, comment, comme cela se rencontre quelquefois, une affection qui a frappé violemment le bisaïeul et frappera de même l'arrière-petit-fils, laissera cependant tout à fait indemnes, au moins en apparence, les deux générations intermédiaires. C'est en vain qu'on a comparé ces longs silences des maladies héréditaires à l'incubation d'une maladie virulente et à l'intermittence de certaines autres affections; l'esprit n'est point satisfait d'une telle comparaison. Aussi quelques auteurs pensent-ils que ce qui se transmet dans les familles, ce n'est point une affection morbide, mais une disposition ou une prédisposition à une affection morbide, une aptitude particulière à contracter certaines affections. C'est cette prédisposition, cette aptitude particulière qu'ils appellent diathèse. Évidemment elle doit être durable, permanente, puisqu'elle est héréditaire. Mais en quoi consiste-t-elle ? Là est le point obscur. On a voulu la rattacher au tempérament, à la constitution. Ce n'est point élucider la question, car il faudrait au moins et avant tout dire clairement ce que l'on entend par tempérament et constitution.

Ainsi cette question des diathèses nous conduit nécessairement à examiner les questions de santé et de maladie, de constitution et de tempérament. Quelques mots sur ces questions doivent précéder celle de la diathèse et la rendront peut-être moins obscure.

OPINION DE L'AUTEUR.

———

L'idéal de la santé consiste dans les rapports exacts des organes, soit entre eux, soit entre leurs parties constitutives, et dans l'exercice régulier, harmonieux des fonctions. Mais cet idéal, s'il se trouve jamais réalisé, ne peut persister, au milieu de tant de causes physiques et morales, qui par leurs actions incessantes, irrégulières, inégales, tendent constamment à détruire l'harmonie dans la vie. Cette harmonie, cette perfection que nous ne pouvons atteindre ou conserver doit néanmoins être le but que nous nous proposons, c'est le flambeau qui nous dirigera.

L'homme est encore en état de santé (car, comme le dit Galien, la santé est large, πλαθος γαρ ικανον εχουσης τῆς ὑγειας), tant que les rapports des organes sont tels qu'ils permettent l'exercice des fonctions et que celles-ci sont en équilibre; il est malade au contraire lorsque cet équilibre vient à être rompu. Les fonctions nombreuses, complexes, soit qu'elles concourent à la production d'une série d'actes qui s'enchaînent, soit qu'elles concourent à la production d'un même acte, sont liées les unes aux autres par des liens indissolubles. C'est par abstraction qu'on les considère à part, qu'on les divise, qu'on les limite; l'ensemble de leurs mouvements constitue la vie, leur équilibre constitue, je le répète, la santé. Les fonctions de nutrition proprement dite, pas plus que les autres, n'ont de limites déterminées. Je dirai cependant qu'elles s'exécutent sous l'influence de deux systèmes d'organes, de deux organismes, en quelque sorte entre deux organismes, l'un externe, l'autre interne, dont les fonctions indispensables, les unes et les autres, se complètent et se suppléent dans une certaine mesure. C'est à la prédominance de l'un ou l'autre de ces organismes qu'est dû le tempérament. Aussi n'y a-t-il à proprement parler que deux tempéraments : le tempérament des hommes du Nord et le tempérament des hommes du Midi. Entre ces deux tempéraments il existe une foule de variétés qui peuvent encore se modifier à l'infini sous l'influence de la manière de vivre. Ainsi le tempérament n'est qu'une manière d'être de l'individu, persistante bien que modifiable, et ne peut exister dans l'état idéal dont nous avons parlé. Dans cet état idéal, les deux organismes fonctionneraient en harmonie, il n'y aurait prédominance ni de l'un ni de l'autre, il n'y aurait par conséquent pas de tempérament. Dans l'état réel, l'un des organismes vient au secours de l'autre et établit une sorte d'équilibre, mais en imprimant à l'individu des signes physiologiques et physiques qui démontrent sa prédominance, c'est-à-dire le tempérament qu'il détermine.

De même dans l'état réel de la vie, dans l'état ordinaire de santé, dans l'équilibre des fonctions, si l'une d'elles reste dans un état persistant d'infériorité ou de prédominance quant à l'activité, il y a diathèse.

Je définirai donc la diathèse : *un état d'exaltation ou*

*de dépression d'une fonction importante, état d'exaltation
ou de dépression permanent et transmissible par hérédité.*
Tant qu'une fonction exaltée trouve à ses produits un
débouché suffisant dans d'autres fonctions, et que
d'autres fonctions aussi peuvent lui fournir les éléments
dont elle a besoin, tant qu'une fonction déprimée trouve
un secours suffisant dans une fonction congénère, il y a
équilibre, et par conséquent état de santé; dans le cas
contraire, l'équilibre est détruit, il y a maladie, maladie
à laquelle a disposé la diathèse, maladie diathésique.
Cet état permanent d'exaltation ou de dépression d'une
fonction importante, cet état diathésique peut être plus
ou moins prononcé. Porté au plus haut point, il consti-
tuera un véritable état d'imminence morbide, où la cause
la plus légère viendra rompre l'équilibre et fera passer le
sujet de l'état de santé à l'état de maladie. Un coup-d'œil
rapide jeté sur les affections diathésiques rendra plus
claires les idées que j'ai voulu exprimer. Mais auparavant
constatons bien la différence qui existe entre le tempérament et la diathèse. Le premier tient à la prédominance
d'un des organismes externe ou interne dans la production des phénomènes de la vie; la seconde, à l'état
permanent d'exaltation ou de dépression d'une fonction
importante. Une diathèse quelconque peut se montrer
avec un tempérament quelconque; j'ajouterai cependant
que le tempérament n'est pas toujours sans influence
sur la production d'une diathèse, et surtout sur la
manière dont elle se manifestera.

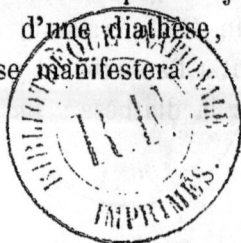

2

AFFECTIONS DIATHÉSIQUES ET DIATHÈSES.

Les affections diathésiques (manifestations morbides, selon moi, de certaines prédispositions, de certaines manières d'être habituelles de l'individu en état de santé), admises par la majorité des médecins, sont, avons-nous dit, au nombre de sept ou huit : Rhumatisme, goutte, scrofule, syphilis, dartres, épilepsie et folie.

De ces huit affections il en est une, la syphilis, qui me paraît devoir être exclue du groupe. C'est un véritable empoisonnement par un virus ; elle ne relève d'aucune diathèse. De plus, elle n'est pas franchement héréditaire, elle n'est point indéfiniment transmissible. Son évolution, quelquefois très lente, peut remplir une partie de la durée de deux générations, mais la maladie ne va pas au-delà, elle disparaît ou se transforme en scrofule.

Il est une autre espèce d'affection qu'on a peut-être à tort rapportée à une diathèse particulière, je veux parler des dartres. Y a-t-il une diathèse herpétique ? Sans le nier, je crois qu'il est permis d'en douter. Lorsqu'on aura éliminé les affections cutanées dépendant de la syphilis, de la scrofule, du cancer et des autres maladies diathésiques, de certains troubles du système nerveux et du tube gastro-intestinal, de l'introduction dans l'économie de substances minérales ou organiques, d'un état inflammatoire accidentel de la peau, et les affections parasitaires, que restera-t-il ?

Enfin, depuis un grand nombre d'années déjà, la plupart des auteurs admettent encore deux autres affections diathésiques : l'affection calculeuse et l'affection tuberculeuse que l'on a séparées à tort, je crois, de la goutte et de la scrofule.

Je ne regarde donc comme évidemment diathésiques que les affections suivantes : Rhumatisme, goutte, scrofule, cancer, épilepsie et folie. Ces deux dernières dépendent, selon toute apparence, d'une même diathèse.

Rhumatisme et diathèse rhumatismale. — Qu'est-ce que le rhumatisme ? Le rhumatisme est une congestion ou une inflammation du tissu fibro-cellulo-séreux. Le type de cette affection est le rhumatisme articulaire. Sa cause la plus ordinaire est l'action prolongée du froid humide sur le corps préalablement soumis surtout à un exercice plus ou moins violent. Le traitement, lorsque le rhumatisme est à l'état aigu, consiste dans l'emploi des narcotiques et des anesthésiques, des émissions sanguines, du sulfate de quinine, du nitrate de potasse, du tartre stibié à haute dose, de la digitale, — des purgatifs, des révulsifs cutanés ; lorsqu'il est à l'état chronique, dans l'emploi des purgatifs, des diurétiques, — des sudorifiques, des bains et douches tendant à exciter les fonctions de la peau.

Lorsque le corps est soumis à un exercice modéré, toutes les fonctions, circulation, respiration, digestion, sécrétions et exhalations, deviennent plus actives sans cesser d'être, je dirai presque, en harmonie ; la vitalité augmente sans que la santé soit compromise. Mais si l'exercice, sans être assez violent pour jeter la perturbation dans toute l'économie et occasionner ces accidents si graves que détermine souvent une congestion excessive et subite de certains organes, si seulement cet exercice n'est plus modéré, on voit, sous l'influence de mouvements plus rapides ou plus forts, la respiration et la circulation s'accélérer, la température du corps s'élever rapidement, et, parmi les sécrétions, les unes s'annihiler à peu près complètement, les autres au contraire se charger de la fonction commune, résultat de leur solidarité; le tissu fibro-cellulo-séreux sécrète en abondance pour faciliter les mouvements, la peau pour remédier à l'excès de température par l'évaporation de ses produits aqueux ; un état de tension du système capillaire de ces tissus, un état fluxionnaire préside à ces sécrétions. Que dans de telles circonstances, le froid, humide surtout, vienne frapper la peau, empêcher sa sécrétion, contracter son tissu et chasser le sang qui l'imprègne, qu'en résultera t-il? Une tension exagérée dans le tissu de la fonction congénère encore en activité ; et si l'action du froid se prolonge, si la réaction ne se fait pas à la peau, un engorgement des capillaires, une congestion excessive, une inflammation du tissu fibro-cellulo-séreux , un rhumatisme aigu.

Il paraît naturel que, la cause froid humide intervenant dans les conditions que je viens de mentionner, le tissu fibro-cellulo-séreux soit le plus souvent et le plus fortement atteint; mais il y aurait lieu de s'étonner que d'autres fonctions de sécrétion ne fussent pas quelquefois, dans ces circonstances, activées et même lésées, qu'une modification profonde de la circulation apportée subitement dans un organisme aussi important que la peau n'eût pas un retentissement dans la circulation d'organes internes. Aussi est-ce ce qui arrive; non-seulement on peut observer une modification des sécrétions muqueuse et urinaire, mais encore, plus rarement il est vrai, un engorgement, une inflammation de leurs organes. Enfin, des organes importants, tels que le foie, le poumon, le cerveau, sont parfois le siége d'une congestion subite et intense.

Quoi qu'il en soit, ces accidents de congestion ou d'inflammation une fois produits, on cherche à diminuer la tension vasculaire par des émissions sanguines ou par des médicaments propres à modérer l'activité de la circulation, ou bien on cherche à déterminer dans d'autres organes de sécrétion une activité fonctionnelle qui tendra à atténuer l'état fluxionnaire des organes malades. Sous l'influence du traitement, le rhumatisme aigu peut disparaître complétement, les fonctions de la peau et des séreuses peuvent reprendre les rapports qu'elles avaient avant la maladie, et le rhumatisme dans ce cas ne sera plus regardé que comme un simple accident, ne sera plus qu'une affection passagère comme une pneumonie, par exemple. Le rhumatisme peut au contraire passer à l'état chronique; c'est alors qu'on a recours à la surexcitation artificielle des autres fonctions de sécrétion, mais le plus souvent en vain; il n'y a plus seulement ici l'équilibre à rétablir, des altérations plus ou moins profondes se sont produites dans les tissus. Enfin, le rhumatisme aigu disparu, il peut arriver que la peau ait perdu de son activité fonctionnelle ; dans ce cas la diathèse est établie, et le moindre refroidissement déterminera un nouvel accès de rhumatisme.

Mais ce n'est pas généralement ainsi que s'établit cette diathèse. La cause en est moins frappante, le moment de son action est moins évident, moins arrêté ; elle est plusieurs fois renouvelée avant de produire son effet. Ce sont les circonstances au milieu desquelles vivent, pendant un certain temps au moins, les sujets, qui la fournissent. Ainsi les ouvriers qui travaillent dans les caves, dans les souterrains, après un travail pénible, se reposent dans une atmosphère humide et fraîche ; les chasseurs, les cultivateurs, après un exercice prolongé, des efforts réitérés ; les soldats, après une marche fatigante, se couchent souvent sur la terre humide. Les uns et les autres éprouvent une sensation de fraîcheur agréable d'abord, pénétrante et désagréable ensuite. Quand ils reprennent le travail ou la marche, ils sentent dans les membres, dans les articulations, dans les muscles, une raideur, un malaise qui disparaissent bientôt par l'exercice lorsque la chaleur est revenue à la peau et que celle-ci a repris tout ou partie de ses fonctions. Ces circonstances se reproduisant, la peau ne recouvre plus entièrement son activité fonctionnelle, l'état de malaise des organes du mouvement se prononce plus facilement, plus promptement, plus nettement, la diathèse est établie ; les accès de rhumatisme surviendront alors tantôt légers, tantôt violents, et leur acuité ne paraîtra pas toujours en rapport avec l'énergie apparente de la cause qui les aura déterminés, souvent même celle-ci passera inaperçue. Cette disposition à contracter un rhumatisme sous l'influence de la cause la plus légère sera donc la manière d'être habituelle de l'individu, celle avec laquelle il vivra, qu'il pourra transmettre et qu'il transmettra généralement à ses descendants. Elle consiste dans une diminution de l'activité fonctionnelle de la peau. Le médecin n'aura plus ici, comme dans le rhumatisme chronique, une affection du tissu fibro-cellulo-séreux à combattre, des lésions à faire disparaître, mais à rendre à la peau la tonicité qu'elle doit avoir pour que ses fonctions soient le plus possible en harmonie avec les autres fonctions de l'économie.

Tonifier la peau paraît chose bien facile. Nous avons pour arriver à ce but des moyens actifs et nombreux ; mais ils doivent être employés longtemps, avec persévérance, si l'on veut que le résultat obtenu soit durable. Cette manière d'être avec laquelle on vit, cette dépression de l'activité fonctionnelle de la peau, qu'on l'ait acquise ou qu'elle ait été transmise, est, pour me servir de l'expression d'Aristote, changée en nature et par conséquent résistante, rebelle aux nouveaux modificateurs. Le plus souvent la patience fait défaut. L'on préfère éviter les transitions brusques de température en se couvrant de flanelle, plutôt que de se soumettre pendant un temps toujours long à des moyens souvent gênants, quelquefois difficiles à employer. De tous les

moyens dont je parle, le plus simple est l'hydrothé-
rapie. Je dis le plus simple, car dans la majorité des
cas une grosse éponge et un seau d'eau très froide
suffisent. Se laver chaque matin tout le corps rapidement,
s'essuyer, puis faire de l'exercice, voilà tout le traitement : traitement purement hygiénique, qui devient
agréable lorsqu'on l'a pratiqué pendant quelque temps.
Dans le même but on pourra recourir aux frictions
sèches, soit avec des linges de laine, soit avec des
brosses de diverses sortes, ou bien encore aux bains
sulfureux, salés, thérébenthinés ; enfin à l'usage des
eaux minérales sulfureuses et salines muriatiques em-
ployées sous forme de douches ou de bains.

Goutte et diathèse goutteuse. — La goutte est une
affection qui reconnaît pour cause prochaine un excès
dans le sang de principes nutritifs que l'économie ne
peut employer et dont elle ne peut se débarrasser ; pour
lésions, un engorgement des organes de sécrétion autour
desquels ou dans lesquels ces principes nutritifs, en
s'accumulant, forment des concrétions calcaires qui ont
reçu divers noms et peuvent entraîner, par l'irritation
et la gêne qu'occasionne leur présence, des lésions
secondaires plus ou moins graves ; enfin, pour symptômes,
des douleurs accompagnées ou non de gonflement, reve-
nant par accès dans les articulations, dans les petites
articulations des membres inférieurs surtout (goutte
externe), et des troubles dans différents viscères (goutte
interne ou viscérale).

Ainsi la goutte attaque les mêmes organes que le

rhumatisme, qui la complique souvent. Aussi quelques
médecins, encore aujourd'hui, ne veulent-ils voir dans
ces deux maladies essentiellement différentes, que deux
variétés d'une même affection.

La goutte est la maladie des riches ; *morbus domino-
rum*. « Elle a cela de particulier, dit Sydenham, c'est
qu'elle tue plus de riches que de pauvres, et plus de
gens d'esprit que de stupides. » Elle n'atteint ni les
enfants, ni les femmes ordinairement avant l'âge de la
ménopause, et c'est vers l'âge de trente-quatre ans au
plus tôt qu'elle se montre chez l'homme. Ce n'est point
l'homme inactif, gros mangeur et ivrogne, qu'elle frappe,
mais l'homme friand et gourmet. On rencontre assez
fréquemment parmi les pauvres des gens paresseux,
exploitant la société ou leur propre famille pour goinfrer
et se livrer à des excès continuels de liqueurs alcooliques, on ne les voit point devenir goutteux. Au contraire,
l'homme riche, qui non-seulement vit avec recherche,
mais prend le temps d'apprécier des mets délicats et
succulents, fait varier constamment les aliments et la
manière de les apprêter, leur associe des condiments
agréables, enfin use de vins généreux et savoureux ; si cet
homme avec cela mène une vie peu active, il deviendra
probablement goutteux. Tout concourt pour lui à produire ce résultat ; la richesse des aliments en principes
albuminoïdes que l'on retrouvera dans le sang sous la
forme d'acide urique, le long temps employé aux repas
qui favorise l'ingestion et la digestion d'une plus grande
quantité de ces aliments, les stimulants de toute nature

qui les font désirer et surexcitent les fonctions de l'estomac ; enfin, le bien-être, le contentement de l'homme qui emploie une partie de son intelligence à analyser les sensations agréables fournies par chacun de ces mets, et l'état ordinaire d'indolence qui résulte de ce contente-ment, de ce bien-être.

Tant que l'homme croît et se développe, cette grande quantité de principes nutritifs est employée à ce dévelop-pement, et la goutte ne se produit pas. Mais quand il est arrivé à la période d'état, quand l'alimentation n'a plus d'autre but que de réparer les pertes dues à l'activité, les principes nutritifs se trouvent en excès, s'accumulent dans le sang. Pendant longtemps leur élimination peut se faire sans bruit par les reins préposés à cette fonction : l'urine surchargée, tantôt laissera déposer un sédiment rougeâtre, briqueté, formé principalement d'acide urique, tantôt roulera des graviers composés d'acide urique, d'urates et de phosphates de soude et de chaux. Mais souvent l'état du sang sollicitera l'intervention d'autres sécrétions. Les systèmes muqueux et hépathique pourront, sauf quelques troubles fonctionnels, répondre encore facilement à ces sollicitations ; il n'en sera pas de même du système séreux. Organes de sécrétions purement récrémentitielles, les séreuses, les synoviales surtout, tant qu'elles seront intactes, ne laisseront point envahir leurs cavités par des sels qui rendraient impossible le jeu des organes. Un état de congestion, de tuméfaction doulou-reuse se fait autour des articulations, état de congestion qui, lorsqu'il se prolonge ou se renouvelle fréquem-

ment, peut avoir pour conséquence le dépôt de sels
d'urate et de phosphate de soude et de chaux. Mais ces
phénomènes de congestion et ces dépôts tophacés, si
fréquents autour des articulations, n'appartiennent pas
exclusivement à celles-ci ; on les rencontre, bien que
beaucoup plus rarement, dans ou autour d'autres
organes de sécrétions. Leur présence déterminera des
symptômes et des lésions secondaires auxquels je ne veux
point m'arrêter. Je ferai remarquer en passant la solidarité des fonctions de sécrétion. Un accès de goutte aiguë
se déclare, les articulations se tuméfient, deviennent
douloureuses, l'urine, très chargée jusqu'ici, devient
claire, limpide, puis l'accès se termine par une transpi-
ration abondante, et l'urine se charge de nouveau. D'autres
fois, c'est une diarrhée abondante qui vient calmer les
douleurs, diminuer la tuméfaction. C'est sur ce résultat
qu'est fondée l'action de la plupart des spécifiques ; c'est
sur la solidarité des fonctions de sécrétion que doivent
s'appuyer presque tous les traitements actifs de la goutte.

Tout dans cette affection s'enchaîne d'une manière
claire ; une alimentation riche en principes albuminoïdes,
que l'estomac surexcité par des stimulants de toute espèce
est disposé à séparer et à absorber avec facilité, fournit
au sang des éléments de réparation en excès que l'économie
ne peut utiliser et tend à rejeter au moyen des organes de
sécrétion. Ceux-ci se congestionnent, s'engorgent, et le
sang laisse déposer autour d'eux ou en eux des produits
qu'ils sont impuissants à éliminer.

Mais l'accès de goutte passé, qu'en reste-t-il ? Qu'y

a-t-il dans l'économie du goutteux de permanent et de transmissible par hérédité ? On ne peut concevoir la goutte comme une entité morbide qui se transmettrait en réalité pour se manifester dans les circonstances favorables ; l'humeur goutteuse hypothétique a été remplacée dans le sang par l'excès d'acide urique bien réel, mais celui-ci n'est pas en permanence. Il faut donc chercher ailleurs le principe permanent et héréditaire.

Longtemps surexcitée, une fonction acquiert une activité anormale qu'elle conserve, et que celui qui la possède peut transmettre telle par hérédité. Ici, c'est l'estomac auquel l'habitude de mets succulents, de condiments agréables, de vins généreux, aidé de désirs que l'imagination seconde, donne une énergie fonctionnelle particulière, tenant sans doute à l'augmentation du suc gastrique en quantité ou en qualité. Lorsqu'on considère combien est petite la quantité d'aliments nécessaire à la vie, on conçoit facilement comment avec cette énergie anormale l'estomac peut trouver, dans un régime même ordinaire, l'excès de substances alibiles capable de produire l'imminence goutteuse. Que faudra-t-il alors pour déterminer l'accès ? une accélération de la circulation, quelle qu'en soit la cause, qu'elle réside dans un abus de régime, dans un travail corporel ou intellectuel pénible ou trop attrayant, dans un accès de joie ou de colère, d'autres fois une modification brusque d'une ou plusieurs sécrétions.

On voit par ce qui précède combien il est difficile de prévenir les manifestations de la goutte, combien il est difficile d'en modifier la diathèse. C'est pendant l'adolescence et la jeunesse que les fils de goutteux doivent s'appliquer à obtenir cette modification. Il y a pour cela deux indications à remplir : modérer les fonctions de l'estomac par un régime sobre, exciter habituellement les fonctions de désassimilation par les exercices du corps, la marche surtout.

Si maintenant nous comparons la diathèse rhumatismale à la diathèse goutteuse, nous voyons que la première consiste dans un état de dépression fonctionnelle de la peau, la seconde dans un état de suractivité fonctionnelle de l'estomac ; que les manifestations pathologiques de l'une et de l'autre qui se compliquent souvent, affectent les organes de sécrétion, le système séro-fibreux surtout, mais avec des différences que je n'ai point à décrire ici.

Scrofule et diathèse scrofuleuse. — « S'il est une diathèse à peu près universellement reconnue, c'est sans contredit la diathèse scrofuleuse. Comment contester une origine constitutionnelle à une affection si souvent héréditaire, se révélant par les manifestations les plus diverses et les plus graves : engorgements ganglionnaires, ulcères, abcès, gonflement et carie des os, périostites, phlegmasies chroniques des yeux, du nez, des conduits auditifs, etc., altérations pouvant isolément céder à des médications locales; mais récidivant alors le plus souvent ou étant remplacées presque aussitôt par d'autres, tant qu'on n'a pas modifié le vice constitutionnel ? Je dis vice constitutionnel pour ne rien préjuger, pour ne pas m'engager dans des débats stériles de nature, de siége, d'altérations primi-

tives, questions insolubles jusqu'à ce jour, qui, agitées
pendant vingt-deux siècles, ont abouti à la négation de la
maladie scrofuleuse, et l'ont fait considérer, à une certaine
époque, comme un groupe artificiel de symptômes, comme
une série d'affections locales dues à l'irritation des tissus
blancs. » (GRISOLLE, *des Diathèses*, Thèse de concours à la
chaire de pathologie médicale, 1851.)

« .... Personne non plus ne voit dans la scrofule l'effet
d'un virus spécial. Mais on regarde plutôt les lésions
locales comme liées à une cause générale encore mal dé-
finie, à un vice de la constitution entière, qui fait que la
nutrition s'altère et se pervertit. Pour nous donc, la maladie scrofuleuse est une affection spéciale constitutionnelle ; ce n'est pas seulement une affection tuberculeuse,
attendu que cette production morbide ne se rencontre pas
dans tous les cas et n'est pas le point de départ des lésions nombreuses qu'on rencontre. MM. les professeurs
Velpeau et Piorry semblent croire que la maladie scrofuleuse n'a rien de spécifique. D'après leurs calculs, les engorgements ganglionnaires, qui sont un des principaux
caractères de la maladie, seraient le plus souvent consé-
cutifs à une cause d'irritation placée dans leur voisinage.
Mais cette opinion ne nous paraît pas fondée ; le fût-elle
d'ailleurs, comment se rendre compte des lésions surve-
nues vers les autres tissus, et qui tiennent évidemment à
la même cause que l'engorgement ganglionnaire, c'est-à-
dire à une altération profonde de la nutrition ? » (GRI-
SOLLE, *Traité élémentaire et pratique de pathologie interne.*)

« Toutes ces hypothèses ne sauraient évidemment nous faire comprendre la véritable nature de la scrofule ; sa cause prochaine nous échappe. La scrofule est une affection générale, spécifique, profondément asthénique, et cette asthénie frappe tous les éléments de l'organisme. » (CASTAN, *des Diathèses*, 1867.)

Ici, comme lorsqu'il s'est agi des autres diathèses, on confond la diathèse avec l'affection diathésique. On décrit l'habitude extérieure de l'individu en possession de la diathèse scrofuleuse, et cette habitude est celle de l'homme dont l'affection scrofuleuse a déformé les traits et altéré la constitution. L'homme, en possession de la diathèse scrofuleuse, peut offrir toutes les apparences d'une belle santé, et celui, dont non-seulement l'affection diathésique, mais la diathèse même aurait disparu, pourrait, au contraire, présenter les irrégularités de constitution acquises par ses ascendants scrofuleux : ce n'est plus alors que le souvenir palpable de l'affection qui a frappé ses parents ; la maladie a disparu, la diathèse n'existe plus, la constitution reste. Ainsi la constitution, loin d'être la diathèse elle-même, n'est que le résultat de l'affection diathésique. En quoi consiste donc alors la diathèse? C'est ce que je vais examiner.

La scrofule est une altération, une perversion de la nutrition, une affection générale et asthénique. C'est dans la fonction de nutrition elle-même que nous devons en rechercher la diathèse.

Cette fonction a pour organes le système capillaire, le système nerveux ganglionnaire et les tissus eux-mêmes.

Le système capillaire, contenant le sang avec ses principes alibiles et respiratoires et l'oxygène chargé de les modifier, laisse bientôt transsuder le plasma dont les tissus divers s'approprient les éléments minéraux ou organiques, en remplacement de ceux qui sont éliminés. Mais cette fonction si complexe, cette modification du sang, cette transsudation du plasma, cette transformation des cellules, cette sélection des molécules minérales pour et par tel ou tel tissu, s'accomplissent sous diverses influences tant externes qu'internes. Les agents extérieurs principaux sont : l'air, la chaleur, la lumière, l'électricité ; les agents intérieurs, dont quelques-uns ont plusieurs rôles à remplir, divers sels fournis par l'iode, le chlore, le brôme, l'arsenic, le phosphore, le soufre, le tannin, etc., contenus dans certains produits ou dans certains tissus animaux ou végétaux ; les substances alcooliques, la chaleur et l'électricité développés dans les divers actes vitaux. Enfin, les aliments ont aussi, soit directement, soit indirectement, une action particulière sur la fonction de nutrition même.

Que ces agents divers, altérés dans leur quantité ou dans leurs qualités, n'exercent plus sur le système nerveux ganglionnaire l'excitation nécessaire; que l'air soit trop humide, insuffisamment renouvelé ou chargé de vapeurs méphitiques, que le froid soit habituel, que la lumière et l'électricité fassent plus ou moins complétement défaut, que surtout l'économie ne puisse trouver qu'avec peine, dans l'action des agents intérieurs, une compensation à celle des agents extérieurs dont elle est en partie privée, la fonction du système nerveux ganglionnaire sera déprimée ; et si ces influences fâcheuses persistent, cette dépression de fonction deviendra habituelle et se transmettra par hérédité. De cette dépression plus ou moins prononcée résultera, en rapport avec elle, une atonie du système capillaire et des tissus divers considérés comme organes de transformation. Pour arriver à ce résultat, nous trouverons encore comme adjuvants la malpropreté, une nourriture insuffisante, les excès de toute espèce, mais surtout, selon Lugol, les excès vénériens, plusieurs maladies, et principalement la syphilis, qui pourrait même seule déterminer la scrofule.

Le plus souvent ce ne sont pas ceux qui, les premiers, ont subi l'action de ces diverses causes, qui ont à supporter les accidents de l'affection scrofuleuse. Certainement un enfant élevé au milieu des mauvaises conditions que j'ai énumérées ci-dessus, acquerra la diathèse scrofuleuse et deviendra scrofuleux ; mais, dans la majorité des cas, l'enfant aura reçu de ses parents la diathèse scrofuleuse qu'ils auront acquise ou héritée. Si ceux-ci l'ont acquise, ils transmettront cette diathèse sans être eux-mêmes scrofuleux ; un adulte le devient rarement. L'enfant, au contraire, est disposé à la maladie par l'étendue de sa fonction de nutrition, celle-ci devant non-seulement pourvoir à l'entretien de la vie, comme chez l'adulte, mais aussi au développement de l'individu. Ainsi, qu'un jeune couple bien portant quitte un milieu hygiénique, la campagne, par exemple, pour venir vivre au milieu des mauvaises conditions si fréquentes dans les grandes villes, il

3

pourra, subissant ces mauvaises conditions, acquérir la
diathèse scrofuleuse, qu'il transmettra à l'enfant qu'il
procréera. Les parents, bien que possédant la diathèse,
ne seront pas scrofuleux ; l'enfant, selon toute probabilité,
le sera.

J'ai dit plus haut qu'une diathèse est un état hygique ;
que, peu prononcée, elle laisse le sujet dans un état de
santé satisfaisant, dans un état d'équilibre presque stable ;
que, très prononcée, elle le met dans un état d'imminence
morbide, et que la cause la plus légère suffit alors à détruire l'équilibre des fonctions. Il en est ainsi pour la diathèse scrofuleuse. Qu'un surcroît d'activité, lorsqu'elle est
très prononcée, soit demandé à un ou plusieurs organes,
les capillaires atones de ces organes s'engorgent, laissent
facilement transsuder un plasma mal élaboré et dont les
tissus sont incapables de transformer les cellules d'une
manière complète. De là, ces congestions, ces engorgements, ces tubercules que l'on peut rencontrer partout,
ces indurations douloureuses ou non, ces inflammations
chroniques, subaiguës, donnant lieu à des altérations de
sécrétion, à des suppurations dont le pus est séreux, mal
lié, grumeleux, ou à des ulcérations, suppurations et ulcérations souvent interminables. Et quels que soient les
organes frappés, ils offriront toujours les mêmes caractères pathologiques, légèrement modifiés dans leur apparence par la nature des tissus, mais révélant ordinairement l'origine commune des lésions : pour la peau, on
trouvera un derme épaissi, pâle ou violacé, dont le corps
muqueux et l'épiderme expriment le peu de vitalité par

des dartres humides ou sèches, siége de tumeurs indu-
rées, tuberculeuses, souvent affreusement ulcérées ; pour
les muqueuses, un épaisissement analogue à celui du derme
de la peau, offrant souvent une coloration plus ou moins
foncée, d'autres fois une apparence œdémateuse, avec
saillie anormale des follicules, écoulement abondant, quelquefois fétide, ulcérations fréquentes, tubercules ; pour le
système lymphatique, tuméfaction rebelle des ganglions
qui s'indurent, deviennent tuberculeux ou bien donnent
lieu à des abcès froids ou subaigus, dont le pus décolle la
peau, l'amincit et produit lentement ainsi des cicatrices
difformes ; pour le systéme osseux, gonflement des os,
ostéite ou périostite chronique, carie, abcès ossifluents,
tubercules, etc. Ces lésions ont une sorte de prédilection
pour la tête, exposée d'ailleurs beaucoup plus que toute
autre partie. du corps aux causes qui peuvent les déterminer, et là elles fournissent, en se joignant aux déformations
du squelette, le type bien connu du scrofuleux.

Si dans la scrofule toutes les lésions offrent un caractère commun, l'asthénie, les moyens propres à la combattre que l'empirisme et le raisonnement ont fournis et
que l'expérience a fait adopter, ont tous un même mode
d'action : ce sont tous des toniques, des stimulants. On
envoie le scrofuleux dans le Midi chercher l'air et le so-
leil, on lui recommande les eaux sulfureuses et muriatiques ; on lui ordonne, outre une nourriture substantielle,
l'usage des plantes amères aromatiques, du vin, de la
bière. Les médicaments sont aussi choisis parmi ceux
qui activent la nutrition, les mouvements d'assimilation

et de désassimilation. La médication locale emprunte les mêmes agents que la médication générale : ce sont surtout les iodures, les chlorures sous diverses formes, les teintures, les astringents, les balsamiques, les toniques de toute espèce.

CANCER ET DIATHÈSE CANCÉREUSE

Dans les affections diathésiques qui précèdent, nous avons pu remonter des lésions morbides aux causes prédisposantes, en passant par un état de prédisposition, état permanent, transmissible par hérédité (diathèse), et souvent nous avons pu apercevoir les causes occasionnelles, déterminantes de l'affection. Il n'en est pas de même pour l'affection cancéreuse. Là, tout est obscur, et si on la range généralement parmi les affections diathésiques, c'est surtout à cause des analogies nombreuses qu'elle offre avec elles.

Bien que le cancer fût connu des anciens, bien qu'il ait été un perpétuel sujet d'observations, son étude resta stationnaire pendant plus de deux mille ans. On le retrouvait tel que nous l'avait montré Hippocrate, et les desiderata exprimés par Celse étaient encore les mêmes au commencement du XIXᵉ siècle. Malgré les travaux d'A. Cooper, de Velpeau, de Cruveilhier, qui réalisèrent au point de vue pratique un progrès réel, malgré les conquêtes de l'anatomie pathologique et les récentes découvertes du microscope, la question des κακοηθες de Celse est loin d'avoir reçu une solution satisfaisante. L'eût-elle reçue, que nous ne serions guère plus avancés sous le rapport de la Genèse et de la thérapeutique. Et il ne s'agit pas seulement ici de classification de tumeurs ; il faut que de cette classification on puisse tirer des déductions utiles, soit pour prévenir, soit pour guérir. Ces tumeurs, que les anciens et les modernes rapprochent ou séparent en raison de leur pronostic ; ces tumeurs que les chirurgiens d'aujourd'hui rapprochent ou séparent en raison de leur constitution histologique, ont-elles une ou plusieurs origines ? Quelle est cette origine ou quelles sont ces origines ? Quelles en sont les causes et y en a-t-il de plusieurs ordres ? Les cancers sont-ils les seules manifestations morbides de ces causes ? Telles sont les questions qu'on doit tout d'abord se poser. Entre les causes premières et la maladie y a-t-il un état de prédisposition permanent, transmissible par hérédité ?

Le cancer se rencontre dans tous les tissus de l'économie ; il se substitue à ces tissus, et, quel que soit son mode de substitution, quelle que soit la théorie de formation qu'on adopte, il est évident qu'il est le résultat d'une modification excessive de la fonction de nutrition. Mais cette modification, quelle est-elle au fond ? Se borne-t-elle, sous l'influence de causes déterminantes, à produire le carcinome, ou bien toutes ces tumeurs, qui ont une tendance plus ou moins grande et plus ou moins fâcheuse à envahir l'économie, épitheliomes, sarcomes, chandromes, etc., n'ont-elles pas la même origine que lui ? Cette perversion de la nutrition ne s'accompagne-t-elle pas d'autres symptômes résultant de l'influence qu'elle exerce sur d'autres fonctions ? N'est-ce pas à celle-ci que sont dues, par exemple, chez les cancéreux, les maladies de la peau, les troubles de la digestion, de la sensibilité, et d'autres encore, enfin la *cachexie*, qui relèverait alors directement de cette perversion et non de l'action des tumeurs sur l'économie ? Il est fort probable qu'il en est ainsi, et que ce sont des causes secondaires, aussi inconnues d'ailleurs que les causes premières, qui déterminent l'espèce et la forme des manifestations.

En élargissant de cette manière le cadre de l'affection cancéreuse, on trouverait peut-être, par de nouvelles observations, des manifestations diverses dépendant d'une même cause, et reliant, dans une même famille, les apparitions des tumeurs cancéreuses à de très longs intervalles. La question d'hérédité, quelquefois controversée, et toujours si différemment appréciée, deviendrait par là plus évidente.

Quoi qu'il en soit, l'hérédité du cancer est généralement admise, bien que les statistiques ne s'accordent pas sur sa fréquence. Mais comment se transmet-il? Si, avec Velpeau, on le regarde comme une affection locale d'abord, qui se généralise ensuite, comment concevoir l'hérédité, en remarquant bien ceci, que non-seulement il ne se montre pas toujours au même point, mais souvent dans des organes et même dans des tissus tout à fait différents ! Si on admet que l'affection cancéreuse est une affection générale qui se transmet telle, comment expliquer l'état de santé excellent dont jouissent souvent ceux qui ne font que la transmettre? Comment épargne-t-elle généralement le sujet pendant son enfance, tandis qu'on voit qu'à cette époque de la vie elle trouve tant de facilité à se développer, elle suit une marche si rapide et avec des manifestations si nombreuses, lorsque par hasard elle apparaît? D'ailleurs, la plupart des faits journellement observés viennent protester contre cette idée d'une affection qui se transmettrait telle.

Une femme vient me consulter pour un squirrhe qu'elle a au sein droit. Son unique sœur a succombé à la même affection. Les parents sont morts très-âgés (82 et 85 ans), après quelques jours de maladie seulement, et n'ayant jamais eu aucune affection chronique. Peut-on considérer ces parents comme cancéreux, ou bien doit-on admettre une simple coïncidence dans l'apparition de la même affection chez les deux sœurs?

Dans une famille de dix enfants dont les parents, m'a-t-on affirmé, n'ont rien présenté qui pût faire penser à une affection cancéreuse, trois enfants succombent dans un âge avancé à la suite de cancer, laissant de nombreux descendants qui, bien qu'âgés aujourd'hui, jouissent d'une excellente santé. Doit-on considérer les membres bien portants de cette famille si nombreuse comme atteints de l'affection cancéreuse? C'est impossible. Mais on peut très bien admettre qu'il y a dans cette famille une prédisposition permanente, une diathèse analogue, pour l'affection cancéreuse, à celle que nous avons trouvée dans les affections diathésiques précédentes.

Vers le milieu de 1870, un homme de 44 ans se plaint de troubles digestifs qui me font diagnostiquer une affection cancéreuse de l'estomac. Bientôt celle-ci devient évidente, et le malade succombe dans le cours de l'année 1871. La mère du malade, âgée de 74 ans, le père, âgé de 76, sont très bien portants. Mais, près de trois ans après la mort de son fils, la mère est atteinte d'un cancer encéphaloïde du sein gauche, qui l'enlève en quelques mois. Cette femme, qui succombe à ce cancer galopant, avait-elle, au moment où elle a conçu, une affection cancéreuse latente qu'elle a transmise à son enfant, et que celui-ci a gardée à l'état latent pendant 44 ans ? Ou bien lui a-t-elle légué une prédisposition acquise ou héritée ? Si elle avait succombé quelques années plus tôt sous l'influence d'une maladie quelconque, on aurait regardé le cancer du fils comme une affection lui appartenant personnellement.

Si j'ai cité ces faits, c'est pour montrer l'invraisemblance de la transmission du cancer en tant qu'affection constituée, et les difficultés que l'on rencontre dans la question de transmission, si l'on n'adopte pas pour l'expliquer une diathèse analogue à celles qui précèdent.

FOLIE ET ÉPILEPSIE. — DIATHÈSE NERVEUSE

Jusqu'à ce que la physiologie et la pathologie aient, de concert, bien établi le domaine de chaque région du système nerveux central, on doit, il me semble, rapporter l'épilepsie et la folie à la même diathèse. L'analogie, souvent l'identité de leurs causes, leur apparition successive chez le même individu, leur alternance dans la famille, engagent à le faire. Toutefois, il faut bien remarquer que la diathèse nerveuse n'est pas généralement acceptée ; que, loin de là, par suite d'idées préconçues, les affections nerveuses, les névroses sont rejetées de l'ordre des diathèses, à cause de leur qualité même (affections *sine materiâ*). Pour moi, qui admets qu'une diathèse n'est pas un état morbide mais hygide, je n'aurais pas à discuter l'importance de la lésion. Mais, bien que même, en dépit de toute théorie, l'épilepsie et la folie soient et doivent toujours être considérées comme des maladies de famille, c'est-à-dire constitutionnelles, héréditaires, diathésiques, parce qn'elles offrent ce caractère essentiel d'être, je ne dirai pas résistantes et de longue durée, ce qui pourrait s'appliquer à toute maladie chronique, mais attachées à l'individu et à sa descendance, reparaissant avec opiniâtreté chez lui et chez ses enfants ou petits-enfants, cependant je profiterai de l'occasion pour constater les rapports qui existent entre la diathèse, la maladie et la lésion, et montrer que la lésion n'est en aucune façon nécessaire à la qualité diathésique.

Qu'une cause excitante, soit morale, soit physique, vienne à agir trop vivement sur le cerveau, l'activité d'une ou plusieurs fonctions de celui-ci se trouve hors de proportion avec l'objet soit simple, soit complexe, ou avec celle des autres fonctions congénères : de là, désordre de fonctions, maladie. Quelle modification en cette circonstance éprouve ordinairement le cerveau ? Sa circulation devient plus active, et cette activité est en rapport avec l'intensité de la cause et l'impressionnabilité de l'organe.

Cet afflux sanguin qui accompagne chaque acte plus ou moins énergique d'un organe, ne peut être regardé comme une lésion, et il disparaît avec la cause qui l'a produit. Mais si la cause dont nous avons parlé se renouvelle fréquemment, la sensibilité de l'organe, son impressionnabilité augmentera, persistera, deviendra habituelle, se transmettra, la diathèse sera constituée ; la maladie, dès lors, apparaîtra sous l'influence de la cause souvent la plus légère. La modification subie par le cerveau, exagérée, répétée, aura souvent pour conséquence tantôt une altération des vaisseaux, tantôt une inflammation du cerveau et de ses enveloppes, tantôt une altération de son tissu. Il est évident qu'à leur tour ces lésions devront déterminer des troubles fonctionnels.

Ainsi la diathèse est l'état habituel de vive sensibilité, de grande impressionnabilité de l'organe, la maladie, le désordre de ses fonctions, et la lésion l'altération matérielle du cerveau ou des organes qui en dépendent, résultat, non nécessaire toutefois, de la maladie, et cause elle-même, quand elle existe, de phénomènes morbides secondaires.

Nous retrouvons dans les causes qui prédisposent l'individu à l'épilepsie et à la folie, dans celles qui déterminent chez lui ces affections, quelque chose d'analogue à ce que nous avons trouvé pour les autres diathèses et affections diathésiques. Quelquefois, causes prédisposantes et causes déterminantes se confondent.

Ces causes peuvent être divisées en quatre catégories : causes intellectuelles, affectives, sensuelles, et matérielles ou mécaniques. Ces dernières établissent rarement des prédispositions, mais déterminent l'épilepsie et la folie, qui sont alors appelées symptômatiques et ne relèvent point de la diathèse. Les autres, quand elles agissent très vivement, très brusquement, peuvent aussi déterminer la maladie ; quand elles agissent avec moins d'énergie, mais longtemps, d'une manière soutenue ou répétée, elles prédisposent l'individu, c'est-à-dire elles le rendent plus impressionnable, ce que révèle souvent son caractère ; puis, continuant à agir, elles le mettent en état d'imminence morbide ; enfin, dans une circonstance quelquefois difficile à apprécier, elles donnent naissance aux phénomènes morbides.

Les travaux intellectuels qui exigent une grande contension d'esprit, ceux qui surexcitent très fortement l'imagination prédisposent à la folie et presque exclusivement à la folie, et l'occasionnent quelquefois. Les sentiments exagérés prédisposent tantôt à la folie, tantôt à l'épilepsie, et dans leur emportement peuvent produire l'une ou l'autre. Tandis que la vanité, l'ambition, l'amour, etc., agissant comme causes prédisposantes ou efficientes de la folie, la crainte et la colère sont plutôt celles de l'épilepsie. Les sensations trop vives et trop souvent répétées, celles surtout qui ébranlent fortement le système nerveux, produisent les mêmes effets que ces dernières. Enfin, les boissons alcooliques, par une double influence, engendrent la diathèse nerveuse, et déterminent souvent la folie et l'épilepsie. La plupart du temps plusieurs causes agissent ensemble.

Pour atténuer la diathèse nerveuse, la première indication qui se présente est de soustraire le sujet à l'influence de ces causes, chose presque toujours bien difficile. La seconde est d'activer les autres fonctions pour les mettre en équilibre avec celles du cerveau, d'habituer les organes à cette activité, de les développer. Ce qui peut se résumer ainsi : distractions douces, exercice modéré et fréquent. Pour combattre la folie et l'épilepsie, tout en employant les moyens hygiéniques, on a recours d'un côté aux sédatifs externes ou internes, d'un autre côté aux révulsifs sur les téguments ou l'intestin.

Telles sont les affections diathésiques et les diathèses dont j'ai cru devoir parler. A ceux qui me reprocheront de n'être pas entré dans d'assez longs détails, je répondrai que je n'ai eu pour but que de bien faire sentir la différence qui existe entre les unes et les autres. Les diathèses ne sont pas des maladies chroniques, comme on le dit généralement, ce ne sont même pas des maladies, et celles auxquelles elles prédisposent ne sont pas toujours chroniques, comme on peut le voir pour le rhumatisme, par exemple. Ce qu'il y a de permanent, c'est la prédisposition, c'est-à-dire une modification fonctionnelle parfaitement compatible avec l'état de santé. Les affections diathésiques relèvent de la thérapeutique, les diathèses relèvent de l'hygiène.

Mais, dira-t-on, pourquoi admettre cinq diathèses seulement? Je n'admets pas cinq diathèses, mais six maladies diathésiques, ou plutôt constitutionnelles héréditaires, dont je trouve le groupe tout formé, établi par l'opinion publique, et se rapportant à cinq diathèses qui peuvent encore prédisposer à d'autres maladies. Quant aux diathèses, il serait bien difficile d'en déterminer le nombre. Les diathèses font partie de ces innombrables modifications permanentes auxquelles l'homme est sujet, tant sous le rapport de la constitution de ses organes que sous celui de leurs fonctions, modifications qui établissent ses qualités individuelles, celles de la famille, de la race, et que l'on nomme constitutions, tempéraments, caractères, *diathèses*.

Toutes ces modifications, toutes ces manières d'être, εξις, ne peuvent avoir une heureuse tendance, puisqu'elles éloignent l'homme de l'état d'harmonie, de perfection, de l'état idéal ευεξια (απλως). Εν τοισι γυμνασικοισιν αι επ'ακρον ευεξιαι σφαλεραι, a dit Hippocrate, aphor. 3. On pourrait en dire autant des hommes de génie.

Ces manières d'être créent parmi les hommes l'inégalité au point de vue physique et intellectuel; par l'hérédité, elles établissent la solidarité de la famille, et font, ainsi que l'éducation, varier le degré de la responsabilité qui est toujours et nécessairement relative.

Mais revenons à ces εξεις, appliquées aux maladies constitutionnelles héréditaires, et que l'on appelle improprement diathèses. J'ai essayé de faire ressortir toute l'importance des maladies auxquelles elles prédisposent, leur ténacité et notre impuissance contre la plupart d'entre elles, lorsqu'elles ont une fois pris possession de l'individu. Je n'ai pas besoin d'ajouter de quelle importance, par conséquent, il est de faire disparaître ou tout au moins d'atténuer ces diathèses. A propos de chacune d'elles, après avoir énuméré les causes principales qui la produisent, l'entretiennent ou l'augmentent, j'ai parlé des indications qu'elle fournit. Je n'y reviendrai pas. Cependant il y a pour toute diathèse une cause commune d'accroissement extrêmement puissante que je dois rappeler, c'est le mariage entre parents.

Enfin, il est une autre considération sur laquelle je veux appeler encore l'attention, c'est celle qui a trait à l'application de l'hygiène et de la thérapeutique. Comme la santé n'est qu'un état d'équilibre, équilibre tendant toujours à se rompre, et que l'hygiène a pour but de maintenir cet équilibre, celle-ci doit nécessairement varier dans ses moyens selon les individus, selon la diathèse qu'ils présentent et le milieu dans lequel ils vivent. J'en dirai autant de la thérapeutique. Quand l'équilibre des fonctions est rompu chez le malade, il faut, à plus forte raison que précédemment, tenir compte de la diathèse du sujet pour lui conseiller tel ou tel moyen hygiénique, et dans l'administration des médicaments on doit, ne perdant point de vue cette diathèse, éviter de donner des substances qui, bien que propres à combattre l'affection à propos de laquelle on est consulté, pourraient augmenter la diathèse en question et conduire à des accidents diathésiques.

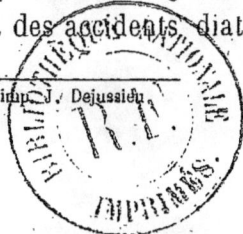

Chalon, imp. J. Dejussieu.

www.ingramcontent.com/pod-product-compliance
Lightning Source LLC
Chambersburg PA
CBHW032312210326
41520CB00047B/3047